Frisk Smagfuldhed
Begynderens Salatkogebog

Emma Nielsen

Indhold

Fatooş 9

Syrlig pære- og blå ostesalat 11

krydret italiensk salat 13

Cæsarsalat II 15

Salat med prosciutto, pære og karamelliserede valnødder 17

Romaine og mandarinesalat med valmuevinaigrette 19

Restaurant Style House Salat 21

spinatsalat 23

Super Seven Spinatsalat 25

dejlig salat 26

Spinat og orzo salat 27

Jordbær-, kiwi- og spinatsalat 29

granatæble spinatsalat 30

Pebergele Spinatsalat 31

Super nem salat med spinat og rød peber 32

Spinat, vandmelon og mynte salat 33

Dejlig granatæble salat 35

Sprød æble- og mandelsalat 36

Turkish Delight med mandarin, gorgonzola og mandel 37

Romaine og appelsinsalat 38

vanedannende salat 39

Coleslaw med granatæble, solsikkekerner og strimlede mandler 41

Granatæble Feta Salat med Citron Dijon Vinaigrette 43

Rucola, fennikel og appelsinsalat 45

Spinatsalat med avocado og vandmelon 46

Avocado, grønkål og quinoasalat 47

Zucchinisalat med speciel dressing 49

Grøntsags- og baconsalat 51

Sprød agurkesalat 53

Farverig grøntsags- og ostesalat 54

Cremet agurkesalat 56

Bacon og broccolisalat 58

Grøntsagssalat og majsbrød 60

Bønne- og grøntsagssalat 62

Majs og oliven salat 64

majs salat 66

Frisk ungarsk salat 68

Den perfekte blanding af tomater, agurker og løg 70

Klassisk agurkesalat 72

cherry tomat salat 74

asparges salat 76

Pasta og sortøjede ærter i salat 78

Spinat og rødbedesalat 80

Kartoffelsalat med balsamicoeddike 82

Marineret tomatsalat 84

lækker broccolisalat 86

Majssalat med italiensk dressing 88

Asparges og pebersalat 89

Tomat- og basilikumsalat 91

Farverig havesalat 93

svampesalat 95

Quinoa, mynte og tomatsalat 97
opskrift på surkålssalat 99
Hurtig agurkesalat 101
Skivede tomater med cremet vinaigrette 103
Rødbedesalat tallerken 104
Kylling og spinatsalat 106
Tysk agurkesalat 108
Farverig citrussalat med unik dressing 110
Kartoffel-, gulerods- og rødbedesalat 112
Spinat og brombærsalat 113
Grøntsagssalat med schweizerost 115
lækker gulerodssalat 117
Marineret grøntsagssalat 119
Brændt farverig majssalat 121
Cremet agurk 123
Marineret svampe- og tomatsalat 125
bønnesalat 127
Hvidløgsroesalat 129
Syltede majs 130
ærtesalat 132
majroe salat 134
Æble og avocado salat 136
Majssalat, bønner, løg 138
Italiensk grøntsagssalat 140
Seafood Pasta Salat 142
Grillet grøntsagssalat 144
Lækker sommermajssalat 146

Karamel sprød ærtesalat 148

Magisk salat med sorte bønner 150

Lækker græsk salat 152

Fantastisk thailandsk agurkesalat 154

Proteinrig tomatsalat med basilikum 156

Hurtig agurke avocado salat 158

Lækker tomatsalat med orzo og fetaost 160

Engelsk agurk- og tomatsalat 162

bedstemors aubergine salat 164

Gulerod, bacon og broccolisalat 166

Agurk og tomatsalat med creme fraiche 168

tomat tortellini salat 170

Broccoli og bacon i mayonnaise vinaigrette 173

Kyllingesalat med agurkecreme 175

Grøntsager med peberrodsvinaigrette 177

Søde ærter og pastasalat 179

Farverig pebersalat 181

Kyllingesalat med ost, tørrede tomater og pinjekerner 183

Mozzarella og tomatsalat 185

Krydret zucchinisalat 187

Tomat og asparges salat 189

Agurkesalat med mynte, løg og tomater 191

Adas salater 193

Ayvar 195

bakdoonsiyyeh 197

Hvorfor Rellena 198

curtido 200

gado gado 202

Hobak Namul 204

Salat Salat 206

Kartoffelsalat 208

Kvashenaya Kapusta provencalsk 210

Waldorf kyllingesalat 211

Linsesalat med oliven, fremragende og fetaost 213

Thai grillet oksekød salat 215

Amerikansk salat 217

Fatooş

Indhold:

skifte portioner

2 pita

8 salatblade, skåret i mundrette stykker

2 grønne løg, hakket

1 agurk, hakket

3 tomater i kvarte

1 fed hvidløg, pillet og hakket

2 spsk. sumac pulver

¼ kop citronsaft

¼ kop olivenolie

1 C Salt

etc. kværnet sort peber

¼ kop hakkede mynteblade

Metode

Forvarm ovnen til 350 grader F, 175 grader C. Rist pitaerne i den forvarmede ovn i 5 til 10 minutter, indtil de er sprøde. Skær i mundrette stykker. I en stor skål kombineres ristede pita-stykker, spidskål, salat, agurk og tomater. Server nu.

God fornøjelse!

Syrlig pære- og blå ostesalat

Indhold

1/3 kop ketchup

½ kop destilleret hvid eddike

¾ kop hvidt sukker

2 spsk. Salt

1 kop rapsolie

2 salathoveder, hakket

4 ounce smuldret blåskimmelost

2 pærer, skrællede, udkernede og hakkede

½ kop ristede hakkede valnødder

½ rødløg, hakket

Metode

I en lille skål blandes ketchup, sukker, eddike og salt godt. Tilsæt langsomt olien, under konstant omrøring, indtil den er godt blandet. I en stor serveringsskål kombineres salat, blåskimmelost, pærer, valnødder og rødløg. Hæld dressingen over salaten og vend den til pels.

God fornøjelse!

krydret italiensk salat

Indhold:

½ kop rapsolie

1/3 kop estragoneddike

1 spiseskefuld. hvidt sukker

1 rød peberfrugt, skåret i strimler

1 revet gulerod

1 hakket rødløg

¼ kop sorte oliven

¼ kop udstenede grønne oliven

½ kop skåret agurk

2 spsk. revet romano ost

Kværnet sort peber efter smag

Metode

I en mellemstor skål kombineres rapsolie, sukker, tør sennep, timian og hvidløg i en skål. I en stor skål kombineres salat, rød peber, gulerod, rødløg, artiskokhjerte, sorte oliven, grønne oliven, agurk og Romano-ost. Stil på køl i 4 timer eller natten over. Smag til med peber og salt. Server frisk.

God fornøjelse!

Cæsarsalat II

Indhold:

1 hoved salat

2 kopper croutoner

saft af 1 citron

1 knivspids Worcestershire sauce

6 fed hvidløg, hakket

1 spiseskefuld. Dijon sennep

½ kop olivenolie

¼ kop revet parmesan

Metode

Knus croutonerne i en dyb røreskål. til bogen. Bland sennep, citronsaft og Worcestershire sauce i en skål. Bland godt i en blender og tilsæt gradvist olivenolie, indtil det er cremet. Hæld saucen over salaten. Tilsæt croutoner og ost og bland godt. Server nu.

God fornøjelse!

Salat med prosciutto, pære og karamelliserede valnødder

Indhold:

2 glas appelsinjuice

2 spsk. rødvinseddike

2 spsk. finthakket rødløg

1 spiseskefuld. hvidt sukker

1 spiseskefuld. hvidvin

1 kop valnøddehalvdele

½ kop hvidt sukker

¼ kop vand

¾ kop ekstra jomfru olivenolie

1 spiseskefuld. Smør

2 pærer - skrællede, udkernede og delte i kvarte

Prosciutto, skåret i tynde strimler - 1/4 pund

2 salathjerter, vasket og revet

Metode

I en mellemstor gryde opvarmes først appelsinjuicen over medium-høj varme, under jævnlig omrøring, indtil den er reduceret med 1/4. Tilsæt eddike til en blender sammen med løg, sukker, vin, salt og peber. Smelt smørret i en slip-let stegepande ved middel varme under omrøring ved lav hastighed, fjern låget og dryp med olivenolie for at emulgere saucen. Tilsæt sukker og vand og kog under konstant omrøring. Steg pærerne og valnødderne i smør i 3 minutter. Fjern fra ilden og lad afkøle. Tilsæt dressing. Server nu i en stor italiensk tallerken.

God fornøjelse!

Romaine og mandarinesalat med valmuevinaigrette

Indhold:

6 skiver bacon

1/3 kop æblecidereddike

¾ kop hvidt sukker

½ kop grofthakket rødløg

½ tsk. tørt sennepspulver

etc. Salt

½ kop olie 1 spsk. birkes

10 kopper revet salatblade

10 ounce mandarin skiver, drænet

¼ kop ristede mandler

Metode

Steg baconen på en pande. Si, bryd op og sæt til side. Kom eddike, sukker, rødløg, pulveriseret sennep og salt i skålen med en blender. Reducer mixerhastigheden til medium-lav. Tilsæt valmuefrø, vend indtil nu kombineret og dressingen er cremet. I en stor skål kombineres salat med smuldret bacon og mandariner. Top med dressing og server straks.

God fornøjelse!

Restaurant Style House Salat

Indhold:

skifte portioner

1 stor salat, skyllet, tørret og skåret i stykker

4 ounce Jar hakket peberfrugt, drænet

2/3 kop ekstra jomfru olivenolie

1/3 kop rødvinseddike

1 C Salt

1 stort isbjerg - skyllet, tørret og skåret i stykker

14 ounce artiskokhjerter, drænet og delt i kvarte

1 kop hakket rødløg

etc. kværnet sort peber

2/3 kop ost - revet parmesan

Metode

Kom alle ingredienser i en skål og bland godt. Server nu.

God fornøjelse!

spinatsalat

Indhold:

skifte portioner

½ kop hvidt sukker

1 kop vegetabilsk olie

2 spsk. Worcestershire sauce

1/3 kop ketchup

½ kop hvid eddike

1 lille hakket løg

1 pund spinat - skyllet, tørret og skåret i mundrette stykker

4 ounces skivede kastanjer, drænet

5 skiver bacon

Metode

Kom alle ingredienser i en skål og bland godt. Server nu.

God fornøjelse!

Super Seven Spinatsalat

Indhold:

6 oz pakke babyspinat

1/3 kop cheddarost i tern

1 Fuji æble, skrællet, udkernet og hakket

1/3 kop finthakket rødløg

¼ kop kandiserede tørrede tranebær

1/3 kop blancherede mandler i skiver

3 spsk. Valmuefrø salatdressing

Metode

Kom alle ingredienser i en skål og bland godt. Server nu.

God fornøjelse!

dejlig salat

Indhold:

8 kopper babyspinat

11 oz Kan mandarin appelsiner drænet

½ mellemstor rødløg, skåret separat i ringe

1 kop smuldret fetaost

1 kop balsamico vinaigrette sauce

1½ kopper kandiserede tørrede tranebær

Brændte mandler med 1 kop honning

Metode

Kom alle ingredienser i en skål og bland godt. Server nu.

God fornøjelse!

Spinat og orzo salat

Indhold:

16-ounce pakke ukogt orzo-pasta

10 oz pakke finthakket babyspinat

½ kilo smuldret fetaost

½ finthakket rødløg

½ kop jordnødder

½ tsk. tørret basilikum

etc. Kværnet hvid peber

½ kop olivenolie

½ kop balsamicoeddike

Metode

Kog letsaltet vand i en stor gryde. Overfør til en stor skål og rør spinat, feta, løg, pinjekerner, basilikum og hvid peber i. Tilsæt orzo og kog i 8 til 10 minutter, dræn og skyl med koldt vand. Bland med olivenolie og balsamicoeddike. Afkøl og server koldt.

God fornøjelse!

Jordbær-, kiwi- og spinatsalat

Indhold:

2 spsk. hindbæreddike

2 ½ spsk. hindbærsyltetøj

1/3 kop vegetabilsk olie

8 kopper spinat, vasket og skåret i mundrette stykker

½ kop hakkede valnødder

8 jordbær

2 skrællede og skåret kiwier

Metode

Kom alle ingredienser i en skål og bland godt. Server nu.

God fornøjelse!

granatæble spinatsalat

Indhold:

1 pose 10 ounce babyspinat, skyllet og drænet

1/4 rødløg, meget tynde skiver

1/2 kop hakkede valnødder

1/2 kop smuldret fetaost

1/4 kop lucernespirer, valgfri

1 granatæble, skrællet og kerner fjernet

4 spsk. balsamicoeddike

Metode

Kom spinaten i en salatskål. Pynt med rødløg, valnødder, fetaost og spirer. Drys granatæblekerner ovenpå og dryp saucen over.

God fornøjelse!

Pebergele Spinatsalat

Indhold:

3 spsk. sød pebergelé

2 spsk. olivenolie

1/8 tsk salt

2 kopper babyspinat

2 ounce skiveskåret gedeost

1/8 tsk dijonsennep

Metode

Kom alle ingredienser i en skål og bland godt. Server nu.

God fornøjelse!

Super nem salat med spinat og rød peber

Indhold:

¼ kop olivenolie

6 oz pakke babyspinat

½ kop ost - revet parmesan

¼ kop riseddike

1 hakket rød peberfrugt

Metode

Kom alle ingredienser i en skål og bland godt. Server nu.

God fornøjelse!

Spinat, vandmelon og mynte salat

Indhold:

1 spiseskefuld. birkes

¼ kop hvidt sukker 10 oz pose babyspinatblade

1 kop æblecidereddike

¼ kop Worcestershire sauce

½ kop vegetabilsk olie

1 spiseskefuld. sesamkorn

2 kopper vandmelon i tern

1 kop finthakkede mynteblade

1 lille hakket rødløg

1 kop hakkede ristede valnødder

Metode

Kom alle ingredienser i en skål og bland godt. Server nu.

God fornøjelse!

Dejlig granatæble salat

Indhold:

10 ounce mandariner, drænet

10 ounce babyspinat

10 ounce rucola blade

1 granatæble, skrællet og kerner fjernet

½ hakket rødløg

Metode

Kom alle ingredienser i en skål og bland godt. Server nu.

God fornøjelse!

Sprød æble- og mandelsalat

Indhold:

10 oz pakke grøn salat

½ kop revet mandler

½ kop smuldret fetaost

1 kop æbletærte i tern og uden kernehus

¼ kop hakket rødløg

¼ kop gyldne rosiner

1 kop hindbæreddike

Metode

Kom alle ingredienser i en skål og bland godt. Server nu.

God fornøjelse!

Turkish Delight med mandarin, gorgonzola og mandel

Indhold:

½ kop blancherede mandler, tørristede

1 kop Gorgonzola ost

2 spsk. rødvinseddike

11 ounce mandariner, juice reserveret

2 spsk. vegetabilsk olie

12 ounce grøn salat

Metode

Kom alle ingredienser i en skål og bland godt. Server nu.

God fornøjelse!

Romaine og appelsinsalat

Indhold:

½ kop appelsinjuice

1 stor salat - revet, vasket og tørret

3 kasser mandariner

½ kop revet mandler

3 spsk. olivenolie

2 spsk. rødvinseddike

½ tsk. kværnet sort peber

etc. Salt

Metode

Kom alle ingredienser i en skål og bland godt. Server nu.

God fornøjelse!

vanedannende salat

Indhold:

1 kop mayonnaise

½ kop frisk revet ost

½ kop revet gulerødder

¼ kop flødeost - revet parmesan

2 spsk. hvidt sukker

10 oz pakke forårssalatblanding

½ kop små blomkålsbuketter

½ kop baconstykker

Metode

I en lille skål kombineres 1/4 kop parmesanost og sukker, mayonnaise, indtil det er godt blandet. Dæk til, og stil derefter på køl natten over. Kombiner salat, baconstykker, 1/2 kop gulerødder, parmesan og blomkål i en stor serveringsskål. Rør den afkølede sauce i lige før servering.

God fornøjelse!

Coleslaw med granatæble, solsikkekerner og strimlede mandler

Indhold:

½ kilo kål

1½ dl granatæblekerner

5 spsk. balsamicoeddike

3 spsk. ekstra jomfru oliven olie

2 spsk. Solsikkefrø

1/3 kop revet mandler

5 spsk. Riseddike smagt til med paprika

salt efter smag

Metode

Vask kålen og ryst overskydende vand af. Hak bladene til de er fine, men stadig lidt bladrige. I en stor skål blandes hakkede mandler, hakket grønkål, granatæblekerner og solsikkekerner; bland for at kombinere. Fjern midterribben og stilke. En blanding af olivenolie, riseddike og balsamico eddike sprøjtes over kålblandingen og smides. Den serveres sødet med salt.

God fornøjelse!

Granatæble Feta Salat med Citron Dijon Vinaigrette

Indhold:

10 oz pakke blandede babyblade

8 oz pakke smuldret fetaost

1 citron, revet og presset

1 C dijonsennep

1 granatæble, skrællet og kerner fjernet

3 spsk. rødvinseddike

3 spsk. ekstra jomfru oliven olie

Peber og salt efter smag

Metode

Salat, fetaost og granatæblekerner lægges i en stor røreskål. Bland derefter citronsaft og -skal, eddike, sennep, salt, olivenolie og sort peber i en separat stor skål. Blandingen hældes over salaten og smides til pels. Grav nu, server straks.

God fornøjelse!

Rucola, fennikel og appelsinsalat

Indhold:

½ tsk. kværnet sort peber

¼ kop olivenolie

1 bundt rucola

1 spiseskefuld. Honning

1 spiseskefuld. Citronsaft

½ tsk. Salt

2 appelsiner skrællet og skåret i skiver

1 fennikelløg, hakket

2 spsk. Skivede sorte oliven

Metode

Kom alle ingredienser i en stor skål og bland godt. Server nu. God fornøjelse!

Spinatsalat med avocado og vandmelon

Indhold:

2 store avocadoer, skrællet, udkernet og hakket

4 kopper vandmelon i tern

4 kopper spinatblade

1 kop balsamico vinaigrette sauce

Metode

Kom alle ingredienser i en stor skål og bland godt. Server frisk.

God fornøjelse!

Avocado, grønkål og quinoasalat

Indhold

2/3 kop quinoa

1 bundt kål, skåret i skiver

½ avocado, skrællet og hakket

1/3 kop rød peberfrugt, hakket

½ kop agurk, skåret i små tern

2 spsk. Rødløg, finthakket

1 1/3 dl vand

1 spiseskefuld. smuldret fetaost

til toget

¼ kop olivenolie 2 spsk. Citronsaft

1½ spsk. Dijon sennep

etc. havsalt

etc. Sort peber, friskkværnet

Metode

Kom quinoa og vand i en gryde. Bring det i kog. Reducer varmen og kog i 15 til 20 minutter. Hold det til side. Damp kålen i 45 sekunder ved hjælp af en dampkoger. Pisk alle ingredienserne til krydderiet i en skål. Kom kål, quinoa, avocado og resten sammen og top med dressingen.

God fornøjelse!

Zucchinisalat med speciel dressing

Indhold

6 små zucchini, skåret i tynde skiver

½ kop hakket grøn peberfrugt

½ kop løg, hakket

½ kop selleri, hakket

1 krukke peberfrugt, drænet og hakket

2/3 kop eddike

3 spsk. hvidvinseddike

1/3 kop vegetabilsk olie

½ kop) sukker

½ tsk. Peber

½ tsk. Salt

Metode

Kombiner alle grøntsager i en mellemstor skål og sæt til side. Bland alle andre ingredienser i en lufttæt krukke med låg. Ryst blandingen kraftigt og hæld over grøntsagerne. Bland forsigtigt grøntsagerne. Dæk til og stil på køl natten over eller mindst 8 timer. Den serveres afkølet.

God fornøjelse!

Grøntsags- og baconsalat

Indhold

3 kopper hakket broccoli

3 kopper hakket blomkål

3 kopper hakket selleri

6 skiver bacon

1½ dl mayonnaise

¼ kop parmesanost

1 pakke frosne grønne ærter, optøet

1 kop kandiserede tørrede tranebær

1 kop spanske nødder

2 spsk. revet løg

1 spiseskefuld. hvidvinseddike

1 C salt

¼ kop hvidt sukker

Metode

Steg baconen i en stor dyb stegegryde, indtil den er flot brunet. Kom på en tallerken og smuldr. Kombiner broccoli, blomkål, ærter, tranebær og selleri i en stor skål. I en anden skål blandes ost, mayonnaise, løg, sukker, eddike og salt sammen. Hæld blandingen over grøntsagerne. Kassér nødder, bacon og bland godt. Server straks eller afkølet.

God fornøjelse!

Sprød agurkesalat

Indhold

2 pints babyagurk, skåret i skiver med skind

2 løg, skåret i tynde skiver

1 kop eddike

1 ¼ kop sukker

1 spiseskefuld. Salt

Metode

Kom løg, agurk og salt i en skål og lad det stå i 3 timer. Tag en gryde og tilsæt eddike og varm den op. Tilsæt sukkeret og rør hele tiden rundt, indtil sukkeret er opløst. Fjern agurken fra den gennemblødte blanding og dræn den overskydende væske. Tilsæt agurken til eddikeblandingen og bland. Kom blandingen i plastik fryseposer eller beholdere. Frys det ned. Tø op og server afkølet.

Farverig grøntsags- og ostesalat

Indhold

1/3 kop rød eller grøn peberfrugt, hakket

1 kop selleri, hakket

1 pakke frosne ærter

3 søde pickles, finthakket

6 salat

2/3 kop mayonnaise ¾ kop cheddarost, skåret i tern

Peber, friskkværnet

salt efter smag

Metode

Få en stor skål. Bland mayonnaise, peber og salt. Tilføj rød eller grøn peberfrugt, pickles, selleri og ærter til blandingen. Bland alle ingredienser grundigt. Tilsæt osten til blandingen. Stil på køl i 1 time. Læg salatbladene på salatpladen og hæld blandingen over bladene.

God fornøjelse!

Cremet agurkesalat

Indhold

9 kopper agurk, skrællet og skåret i tynde skiver

8 grønne løg, finthakket

etc. løgsalt

etc. hvidløgssalt

½ kop yoghurt

½ kop fedtfattig mayonnaise

etc. Peber

2 dråber varm pebersauce

¼ kop inddampet mælk

¼ kop æblecidereddike

¼ kop) sukker

Metode

Få en stor skål. Kom agurk, grønne løg, løgsalt, hvidløgssalt og yoghurt i en skål og bland godt. Bland mayonnaise, peber, pebersauce, mælk, eddike, sukker for at opnå en homogen blanding. Fordel dressingen over agurkeblandingen. Bland godt, så alle grøntsagerne er belagt med salatdressingen. Stil salaten på køl i 4 timer. Serveres afkølet.

God fornøjelse!

Bacon og broccolisalat

Indhold

1 hoved broccoli, skåret i mundrette stykker

10 skiver bacon

¼ kop rødløg, finthakket

½ kop rosiner

3 spsk. hvidvinseddike

1 kop mayonnaise

1 kop solsikkekerner

2 spsk. hvidt sukker

Metode

Få en stor pande. Kog bacon til det er jævnt brunet. Skær den i stykker og hold den til side. Kom broccoli, rosiner og løg i en skål og rør blandingen. Tag en lille skål og pisk mayonnaise, eddike og sukker sammen. Overfør til broccoliblandingen og rør rundt. Stil på køl i to timer. Tilsæt bacon og solsikkekerner inden servering.

God fornøjelse!

Grøntsagssalat og majsbrød

Indhold

1 kop majsbrød, groft smuldret

1 dåse fuldkornsmajs, drænet

½ kop løg, hakket

½ kop agurk, hakket

½ kop broccoli, hakket

½ kop grøn peberfrugt og rød peberfrugt, finthakket

½ kop tomater med kerner, hakkede

½ kop sort peber

gårddressing

Peber og salt efter smag

Kålblade

Metode

Få en stor skål. Tilsæt majsbrød og grøntsager. Rør blandingen. Drys dressing over blandingen. Tilsæt salt og peber efter din smag. Smid den igen. Dæk blandingen til og lad den stå i køleskabet i mindst 4 timer. Læg salaten på salatblade og server.

God fornøjelse!

Bønne- og grøntsagssalat

Indhold

2 dåser hele kernemajs, drænet

1 dåse sorte bønner, vasket og drænet

8 grønne løg, finthakket

2 jalapenopeberfrugter, udsået og finthakket

1 grøn peberfrugt, skåret i tynde skiver

1 avocado, skrællet og hakket

1 krukke peber

3 tomater, skåret i skiver

1/2 kop italiensk sauce

1/2 tsk. hvidløgssalt

1 kop hakket koriander

1 lime, presset

Metode

Kombiner sorte bønner og majs i en stor skål. Tilsæt spidskål, peberfrugt, jalapenopeber, chili, avocado og tomater og vend blandingen sammen. Tilsæt koriander, citronsaft og italiensk sauce til blandingen. Tilsæt hvidløgssalt til krydderier. Bland det godt. Serveres afkølet.

God fornøjelse!

Majs og oliven salat

Indhold

1 pakke frosne majs

3 kogte æg

½ kop mayonnaise

1/3 kop fyldte peberfrugter oliven

2 spsk. Purløg, hakket

½ tsk. chili pulver

etc. spidskommen pulver

1/8 tsk salt

Metode

Kom majs, skivede æg og oliven i en stor skål. Kombiner mayonnaise og andre sauce ingredienser i en medium skål. Tilsæt mayonnaise til majsblandingen. Bland godt, så alle grøntsager og majs er belagt med mayonnaise. Dæk skålen til. Stil på køl i 2 timer. Server frisk.

God fornøjelse!

majs salat

Indhold

6 bønner, skrællet, vasket og drænet

3 store tomater

1 løg, skåret i tynde skiver

¼ kop basilikum, hakket

2 spsk. Hvid eddike

¼ kop olivenolie

Peber og salt efter smag

Metode

Kog majsene i en gryde med kogende vand, afdryp og lad dem køle af. Skær kernerne af kolben. Få en stor salatskål. Kombiner majs, basilikum, løg, tomat, eddike, salt og peber og olie. Bland det godt. Den serveres afkølet.

God fornøjelse!

Frisk ungarsk salat

Indhold

1 pakke frosne blandede grøntsager, optøet

1 kop blomkål

1/2 kop hakkede grønne løg

1/2 kop fyldte peberfrugter oliven, skåret i skiver

1/4 kop rapsolie

3 spsk. Hvid eddike

1/4 tsk. peber

1 C hvidløgssalt

Metode

Kom frosne grøntsager, blomkål, løg og oliven i en stor skål. Kom olie, hvidløgssalt, eddike og peber i en blender. Hæld saucen over grøntsagsblandingen. Bland det godt. Afkøl 2 timer før servering. Server i en smuk skål.

God fornøjelse!

Den perfekte blanding af tomater, agurker og løg

Indhold

2 store agurker, halveret og kerner fjernet

1/3 kop rødvinseddike

1 spiseskefuld. hvidt sukker

1 C salt

3 store knuste tomater

2/3 kop grofthakket rødløg

Metode

Bland alle ingredienserne og stil på køl natten over. Server frisk.

God fornøjelse!

Klassisk agurkesalat

Indhold

2 store agurker, skrællet og skåret i skiver

1 stort sødt løg, skåret i skiver

2 spsk. salt

¼ kop hakkede gulerødder

1/3 kop eddike

1 C malet ingefær

5 c. hvidt sukker

etc. stor sort peber

Metode

Bland alle ingredienserne og mariner agurken natten over i køleskabet.

Server frisk.

God fornøjelse!

cherry tomat salat

Indhold

4 kopper cherrytomater, halveret

¼ kop vegetabilsk olie

3 spsk. æble cider eddike

1 C tørret

1 C tørret basilikum

1 C tørret timian

½ tsk. salt

1 C Hvidt sukker

Metode

Bland alle ingredienserne i en skål og stil til side for at bløde tomaterne lidt.

Bland godt og server straks.

God fornøjelse!

asparges salat

Indhold

1 ½ pund asparges, trimmet og skåret i 2-tommers stykker

1 spiseskefuld. riseddike

1 C rødvinseddike

1 C Sojasovs

1 C Hvidt sukker

1 C dijonsennep

2 spsk. jordnøddeolie

1 spiseskefuld. sesamolie

1 spiseskefuld. sesamkorn

Metode

Kom riseddike, sojasovs, rødvinseddike, sukker og sennep i en lukket krukke og bland godt. Tilsæt langsomt jordnøddeolie og sesamolie, mens du pisk konstant, indtil det er glat. Hold det til side. Kog aspargesene i kogende vand og afdryp. Kom aspargesene i en stor skål. Drys salatdressing på dem. Drys sesamfrø og bland. Server nu.

God fornøjelse!

Pasta og sortøjede ærter i salat

Indhold

6 ounce små kogt og drænet pasta

1 dåse sortøjede ærter, skyllet og drænet

1 kop hakkede grønne løg

¾ kop skrællet og hakket agurk

½ kop hakkede tomater

¾ kop hakket grøn peberfrugt

1 lille jalapenopeber, finthakket

Til toget:

3 spsk. rapsolie

¼ kop rødvinseddike

1 C Tørret basilikum

1 C Varm sauce

1 C chilipulver

1 C Sukker

½ tsk. krydret saltblanding

Metode

Kom pasta, ærter, spidskål, agurker, tomater, grønne peberfrugter og jalapenopeber i en skål. Rør vinaigretten i og smag til med salt. Drys saucen over grøntsagsblandingen. Bland det godt. Den serveres afkølet.

God fornøjelse!

Spinat og rødbedesalat

Indhold

½ pund babyspinat, vasket og tørret

1 kop valnødder, groft hakket

2 ½ spsk. hvidt sukker

1/3 dåse syltede rødbeder

¼ kop æblecidereddike

½ tsk. hvidløgs pulver

1 C Kyllingebouillongranulat

4 ounce gedeost, knust

½ tsk. Sort peber

½ tsk. Salt

¼ kop vegetabilsk olie

Metode

Karamelliser valnødderne i en gryde, varm dem op med lidt sukker ved høj varme. Kombiner rødbeder med æblecidereddike, hvidløgspulver, bouillongranulat, salt, resterende sukker og peber i foodprocessor. Hæld olien fra og blend igen, indtil det er glat. Kombiner de sukkerovertrukne valnødder og spinat og drys med saucen. Drys med ost og server straks.

God fornøjelse!

Kartoffelsalat med balsamicoeddike

Indhold

10 røde kartofler, kogt og skåret i tern

1 løg, skåret i tynde skiver

1 dåse artiskokhjerter i kvarte

½ kop rød peberfrugt, ristet og skåret i tern

1 æske sorte oliven

½ kop balsamicoeddike

1 C tørret timian

1 C Tørret basilikum

½ tsk. sennepspulver

3 spsk. olivenolie

2 spsk. frisk persille

Metode

Kom alle ingredienserne i en skål og bland godt, så alle ingredienserne er belagt med eddike. Stil på køl i 2-4 timer. Server frisk.

God fornøjelse!

Marineret tomatsalat

Indhold

3 tomater

2 spsk. hakket løg

1 spiseskefuld. frisk basilikum

1 spiseskefuld. frisk persille

½ fed hvidløg

1/3 kop olivenolie

1/4 kop rødvinseddike

1/4 tsk. peber

salt efter smag

Metode

Tag en flot stor tallerken og læg tomaterne på den. Tag en lukket krukke og kom eddike, olivenolie, basilikum, persille, hakket hvidløg og peber heri og ryst kraftigt for at blande alle ingredienserne godt. Smag blandingen til med et nip salt eller efter smag. Hæld blandingen over tomaterne. Dæk ordentligt til og stil på køl natten over eller i mindst 4 timer. Den serveres afkølet.

God fornøjelse!

lækker broccolisalat

Indhold

1 ½ pund frisk broccoli, delt i buketter

3 fed hvidløg

2 spsk. Citronsaft

2 spsk. riseddike

½ tsk. Dijon sennep

Rød peberflager efter smag

1/3 kop olivenolie

Salt og friskkværnet sort peber efter smag

Metode

Hæld lidt vand i en gryde og tilsæt salt til det. Bring i kog og tilsæt blomsterne. Kog i cirka 5 minutter og sigt. Tilsæt hvidløg, eddike, citronsaft, sennep, olie og paprika i en lille skål og pisk kraftigt. Smag til med salt og peber. Hæld broccoli over og bland godt. Lad det sidde ved stuetemperatur i 10 minutter og sæt det derefter på køl i 1 time. Serveres koldt.

God fornøjelse!

Majssalat med italiensk dressing

Indhold

1 æske fuldkorns majs

1 kop friske tomater, fint hakkede

1 kop agurk, skrællet og hakket

½ kop hakket selleri

½ kop sød grøn eller rød peberfrugt

2 grønne løg

½ kop italiensk sauce

Metode

Kom majsen i en skål og tilsæt grøntsagerne en ad gangen. Bland det godt. Hæld den italienske sauce på flaske og bland igen. Dæk til og stil på køl i flere timer. Server frisk.

God fornøjelse!

Asparges og pebersalat

Indhold

1 ½ friske asparges, skær enderne af og skær i små stykker

2 gule peberfrugter, udkernede og skåret i skiver

¼ kop skivede mandler, ristede

1 rødløg

3 spsk. Dijonsennep ¼ kop olivenolie ½ kop parmesan 3 fed hvidløg, hakket

2 spsk. Citronsaft 2 spsk. sukker 1 spsk. varm sauce Salatdressing blandes efter smag

Metode

Tag en bageplade og læg asparges og peberfrugt i et enkelt lag. Dryp olivenolie over grøntsagerne. Indstil den til 400 grader F eller 200 grader C og forvarm ovnen. Sæt bagepladen og steg i 8-10 minutter. Vend grøntsagerne af og til. Afkøl og overfør grøntsagerne til en stor skål. Tilsæt ost, løg, ristede mandler. Pisk den resterende olivenolie, sennepspulver, sukker, varm sauce, citronsaft og salatdressing sammen. Drys over grøntsagerne og bland. Server nu.

God fornøjelse!

Tomat- og basilikumsalat

Indhold

3 kopper kogte ris

1 agurk, kerner fjernet og skåret i tern

1 rødløg

2 tomater

2 spsk. olivenolie

2 spsk. æble cider eddike

1 C frisk basilikum

etc. Peber

½ tsk. Salt

Metode

Tag en stor skål og kom ris, agurk, løg, tomat og bland. I en forseglet krukke kombineres olivenolie, æblecidereddike, basilikum og blandes kraftigt. Tilsæt salt og peber efter smag. Drys risblandingen over og bland godt. Stil på køl et par timer inden servering.

God fornøjelse!

Farverig havesalat

Indhold

5 spsk. rødvinseddike

3 spsk. vindruekerneolie

1/3 kop hakket frisk koriander

2 citroner

1 C Hvidt sukker 2 fed hakket hvidløg

1 pakke frosne afskallede grønne sojabønner

1 dåse sorte bønner

3 kopper frosne majskerner

1 pint cherrytomater, skåret i tern

4 finthakkede grønne løg

etc. Salt

Metode

Pisk eddike, olie, citronsaft, koriander, hvidløg, sukker og salt sammen i en forseglet krukke eller stor skål for at skabe en jævn blanding. Hold det til side. Kog sojabønnerne, indtil de er bløde. Kog majsen i 1 minut. Dræn sojabønner og majs fra vandet og kom over i en stor skål. Tilsæt dressing. Kast det langsomt. Tilsæt tomater, løg til blandingen og bland. Dæk blandingen. Stil på køl i 2 til 4 timer. Server frisk.

God fornøjelse!

svampesalat

Indhold

1 kilo friske svampe

1 løg, skåret i tynde skiver og skåret i ringe

Finhakket sød paprika, en håndfuld

2/3 kop estragoneddike

½ kop rapsolie

1 spiseskefuld. Sukker

1 fed hakket hvidløg

En knivspids chilisauce

1½ tsk. Salt

2 spsk. Det her

Metode

Tilsæt alle grøntsagerne og andre ingredienser undtagen paprika, svampe og løg i en stor skål. Bland det godt. Tilsæt svampe og løg til blandingen og bland forsigtigt, indtil alle ingredienser er ensartet blandet. Dæk skålen til og stil den på køl natten over eller 8 timer. Drys paprika over salaten inden servering.

God fornøjelse!

Quinoa, mynte og tomatsalat

Indhold

1 ¼ kop quinoa 1/3 kop rosiner 2 tomater 1 løg, finthakket

10 Radiser ½ agurk, 1/2, hakket

2 spsk. Let ristede skiver mandler

¼ kop hakket frisk mynte

2 spsk. Finhakket frisk persille

1 C stødt spidskommen ¼ kop citronsaft 2 spsk. Sesamolie 2 ½ dl vandsalt

Metode

Kom vand og en knivspids salt i en gryde. Bring i kog og tilsæt quinoa og rosiner. Dæk til og bag i 12 til 15 minutter. Fjern fra varmen og lad afkøle. Si quinoaen og kom den over i en skål. Bland løg, radiser, agurker, mandler og tomater i en mellemstor skål. Kast det langsomt. Rør quinoa i. Smag til med krydderier, olie og krydderurter. Tilsæt salt efter smag. Stil på køl i 2 timer. Server frisk.

God fornøjelse!

opskrift på surkålssalat

Indhold

1 dåse surkål, vasket og godt drænet

1 kop revet gulerødder

1 kop finthakket grøn peberfrugt

1 krukke peberfrugt, hakket og afdryppet

1 kop finthakket selleri

1 kop finthakket løg

¾ kop sukker

½ kop rapsolie

Metode

Kom alle ingredienser i en stor skål og bland godt. Dæk skålen med et låg og stil den på køl natten over eller i 8 timer. Server frisk.

God fornøjelse!

Hurtig agurkesalat

Indhold

4 tomater, skåret i 8 tern

2 store agurker, skrællede godt og skåret i tynde skiver

¼ kop hakket frisk koriander

1 stort rødløg, skåret i tynde skiver

1 frisk citron, presset

salt efter smag

Metode

Kom agurkeskiver, tomat, rødløg og koriander i en stor skål og bland godt. Tilsæt citronsaften til blandingen og rør forsigtigt, så alle grøntsagerne er overtrukket med citronsaften. Smag blandingen til med salt. Server straks eller server efter afkøling.

God fornøjelse!

Skivede tomater med cremet vinaigrette

Indhold

1 kop mayonnaise

½ kop halv og halv fløde

6 tomater, skåret i skiver

1 rødløg skåret i tynde ringe

etc. tørret basilikum

få salatblade

Metode

Bland mayonnaise og fløde halvt og halvt og pisk godt. Tilsæt halvdelen af basilikum. Dæk blandingen og stil den på køl. Tag en tallerken og beklæd den med salatblade. Arranger tomatskiver og løgringe. Hæld den afkølede dressing over salaten. Drys derefter med resten af basilikum. Server nu.

God fornøjelse!

Rødbedesalat tallerken

Indhold

4 bundter små friske rødbeder, opstammet

2 hoveder af belgisk endivie

2 spsk. olivenolie

1 pund blandet forårssalat

1 spiseskefuld. Citronsaft

2 spsk. hvidvinseddike

1 spiseskefuld. Honning

2 spsk. Dijon sennep

1 C tørret timian

½ kop vegetabilsk olie

1 kop smuldret fetaost

Peber og salt efter smag

Metode

Smør rødbederne let med vegetabilsk olie. Steg i den forvarmede ovn ved 450 grader F eller 230 grader C i cirka 45 minutter. Skræl rødbederne og skær dem i små tern. Kom citronsaft, sennep, honning, eddike og timian i en blender og blend. Tilsæt olivenolie lidt efter lidt, mens blenderen kører. Tilsæt salt og peber efter smag. Kom forårssalat, nok vinaigrette i en salatskål og bland godt. Anret endiverne på en tallerken. Stable den grønne salat. Top med roe-tern og fetaost.

God fornøjelse!

Kylling og spinatsalat

Indhold

5 kopper kogt og i tern kylling

2 kopper grønne druer, halveret

1 kop sneærter

2 kopper pakket revet spinat

2½ kopper tyndt skåret selleri

7 Oz. kogt spiralpasta eller albuepasta

1 krukke marinerede artiskokhjerter

½ agurk

3 hakkede grønne løg

Valgfri store spinatblade

Appelsinskiver, valgfri

Til toget:

½ kop rapsolie

¼ kop) sukker

2 spsk. hvidvinseddike

1 C Salt

½ tsk. tørt hakket løg

1 C Citronsaft

2 spsk. Frisk hakket persille

Metode

Kombiner kylling, ærter, spinat, vindruer, selleri, artiskokhjerter, agurk, spidskål og kogt pasta i en stor skål og vend. Dæk til og stil på køl i flere timer. Bland de resterende ingredienser i en separat skål og stil på køl i en tildækket beholder. Tilbered dressingen lige inden servering af salaten ved at blande alle ingredienserne sammen og piske godt. Bland ingredienserne og bland godt og server straks.

God fornøjelse!

Tysk agurkesalat

Indhold

2 store tyske agurker, skåret i tynde skiver

½ hakket løg

1 C Salt

½ kop creme fraiche

2 spsk. hvidt sukker

2 spsk. Hvid eddike

1 C Tørret dild

1 C Tørret persille

1 C paprika metode

Læg agurker og løgringe på en tallerken. Salt grøntsagerne og lad dem stå i mindst 30 minutter. Pres overskydende saft fra agurker efter marinering. Bland cremefraiche, eddike, dild, persille og sukker i en skål med eddike, dild og persille. Dyp agurk- og løgskiverne i denne salatdressing. Stil på køl natten over eller mindst 8 timer. Drys cayennepeber på salaten lige inden servering.

God fornøjelse!

Farverig citrussalat med unik dressing

Indhold

1 æske ¼ kop mandariner Finhakket frisk persille

Bladsalat, valgfrit

½ grapefrugt skrællet og halveret

½ lille agurk

1 lille tomat i skiver

½ lille rødløg

½ tsk. brunt sukker

3 spsk. Fransk eller italiensk salatdressing

1 C Citronsaft

1 knivspids tørret estragon

1 C Tørret basilikum

etc. Peber

Metode

Efter afdrypning af appelsinerne, læg dem i en lille skål og stil til side. Gem saften. Tag en lille skål og tilsæt persille, basilikum, estragon, sauce, citronsaft, appelsinsaft, brun farin og peber. Pisk blandingen, indtil den er glat. Tag salatbladene på en tallerken. Arranger frugterne én efter én. Hæld salaten over frugten og server.

God fornøjelse!

Kartoffel-, gulerods- og rødbedesalat

Indhold

2 rødbeder, kogt og skåret i skiver

4 små kartofler, kogte og hakkede

2 små gulerødder, kogt og skåret i skiver

3 grønne løg, hakket

3 små dild pickles, hakket

¼ kop vegetabilsk olie

2 spsk. champagne eddike

salt efter smag

Metode

Bland alle ingredienserne sammen og bland godt for at blande smagene. Stil på køl et par timer og server koldt.

underholdning

Spinat og brombærsalat

Indhold

3 kopper babyspinat, vasket og drænet

1 pint friske brombær

1 pint cherrytomater

1 hakket grønt løg

¼ kop finthakkede valnødder

6 ounce smuldret fetaost

½ kop spiselige blomster

Dit valg af baconsauce eller balsamicoeddike

Metode

Bland babyspinat, brombær, cherrytomater, grønne løg, valnødder. Tilsæt osten og bland igen. Denne salat smager fantastisk; med eller uden påklædning. Hvis du vil tilføje sauce, så brug en baconsauce efter eget valg eller en generøs mængde balsamico. Pynt med spiselige blomster efter eget valg inden servering.

God fornøjelse!

Grøntsagssalat med schweizerost

Indhold

1 kop grønne løg, skåret i skiver

1 kop selleri, skåret i skiver

1 kop grøn peber

1 kop fyldte oliven med peberfrugt

6 kopper hakket salat

1/3 kop vegetabilsk olie

2 kopper revet schweizerost

2 spsk. rødvinseddike

1 spiseskefuld. Dijon sennep

Peber og salt efter smag

Metode

Kom oliven, løg, selleri og grøn peber i en salatskål og bland godt. Bland olie, sennep og eddike i en lille skål. Smag saucen til med salt og peber. Drys sauce over grøntsagerne. Stil på køl natten over eller i flere timer. Dæk tallerkenen med salatblade inden servering. Bland osten med grøntsagerne. Læg salaten på salaten. Drys revet ost ovenpå. Server nu.

God fornøjelse!

lækker gulerodssalat

Indhold

2 pund gulerødder, skrællet og skåret i tynde tværgående skiver

½ kop mandelflager

1/3 kop tørrede tranebær

2 kopper rucola

2 fed hakket hvidløg

1 pakke smuldret dansk ost

1 spiseskefuld. æble cider eddike

¼ kop ekstra jomfru olivenolie

1 C Honning

1 til 2 knivspidser friskkværnet sort peber

salt efter smag

Metode

Kom gulerødder, hvidløg og mandler i en skål. Tilsæt lidt olivenolie og bland godt. Tilsæt salt og peber efter smag. Overfør blandingen til en bageplade og bag i den forvarmede ovn ved 400 grader F eller 200 grader C i 30 minutter. Fjern når kanterne er brune og lad dem køle af. Overfør gulerodsblandingen til en skål. Tilsæt honning, eddike, tranebær og ost og bland godt. Kassér rucolaen og server med det samme.

God fornøjelse!

Marineret grøntsagssalat

Indhold

1 dåse grønne ærter, drænet

1 dåse franske grønne bønner, drænet

1 dåse hvid majs eller eddike, drænet

1 mellemstor løg, skåret i tynde skiver

½ kop finthakket selleri

2 spsk. hakket peber

½ kop hvidvinseddike

½ kop vegetabilsk olie

¾ kop sukker

½ tsk. Peber ½ tsk. Salt

Metode

Tag en stor skål og bland ærter, majs og bønner. Tilsæt selleri, løg og peberfrugt og bland blandingen godt. Få en gryde. Tilsæt alle de resterende ingredienser og kog ved svag varme. Rør konstant, indtil sukkeret er opløst. Hæld saucen over grøntsagsblandingen. Dæk skålen med låg og stil på køl natten over. Du kan opbevare den i køleskabet i flere dage. Server frisk.

God fornøjelse!

Brændt farverig majssalat

Indhold

8 Friske majs i skallen 1 rød peberfrugt, hakket

1 grøn peberfrugt, hakket

1 rødløg, hakket

1 kop hakket frisk koriander

½ kop olivenolie

4 fed hvidløg, knust og derefter hakket

3 citroner

1 C Hvidt sukker

Peber og salt efter smag

1 spiseskefuld. bitter sauce

Metode

Tag en stor gryde og kom majsen deri. Hæld vandet og lad majsen stå i 15 minutter. Fjern silkene fra majsskallene og stil dem til side. Tag en grill og varm den op. Sæt majsen på grillen og kog i 20 minutter. Vend dem fra tid til anden. Lad det køle af og kassér skallerne. Tag en blender og hæld olivenolie, citronsaft, varm sauce og bland. Tilsæt koriander, hvidløg, sukker, salt og peber. Blend for at skabe en jævn blanding. Drys med majs. Server nu.

God fornøjelse!

Cremet agurk

Indhold

3 agurker, skrællet og skåret i tynde skiver

1 løg, skåret i skiver

2 glas vand

¾ kop kraftig flødeskum

¼ kop æblecidereddike

Frisk hakket persille efter anmodning

¼ kop) sukker

½ tsk. Salt

Metode

Tilsæt vand og salt agurker og løg, lad det stå i mindst 1 time. Dræn overskydende vand. Bland fløde og eddike i en skål, indtil det er glat. Tilsæt de syltede agurker og løg. Bland godt for at dække det jævnt. Stil på køl i et par timer. Drys med persille inden servering.

God fornøjelse!

Marineret svampe- og tomatsalat

Indhold

12 ounce cherrytomater, halveret

1 pakke friske svampe

2 hakkede grønne løg

¼ kop balsamicoeddike

1/3 kop vegetabilsk olie

1½ tsk. hvidt sukker

½ tsk. kværnet sort peber

½ tsk. Salt

½ kop hakket frisk basilikum

Metode

Pisk balsamicoeddike, olie, sort peber, salt og sukker i en skål, indtil du får en homogen blanding. Tag en anden stor skål og bland tomater, løg, svampe og basilikum. Bland det godt. Tilsæt saucen og fordel grøntsagerne jævnt. Dæk skålen til og stil den på køl i 3 til 5 timer. Server frisk.

God fornøjelse!

bønnesalat

Indhold

1 dåse røde kidneybønner, vasket og drænet

1 dåse kikærter eller kikærter, vasket og afdryppet

1 grøn bønne

1 dåse voksagtige bønner, drænet

¼ kop Julienne grøn peberfrugt

8 grønne løg, skåret i skiver

½ kop æblecidereddike

¼ kop rapsolie

¾ kop sukker

½ tsk. Salt

Metode

Bland bønnerne i en stor skål. Tilsæt grøn peberfrugt og løg til bønnerne. I en forseglet krukke piskes æblecidereddike, sukker, olie og salt sammen for at skabe en glat salatdressing. Lad sukkeret i dressingen opløses helt. Hæld bønneblandingen over og bland godt. Dæk blandingen til og stil på køl natten over.

God fornøjelse!

Hvidløgsroesalat

Indhold

6 kogte rødbeder, skrællet og skåret i skiver

3 spsk. olivenolie

2 spsk. rødvinseddike

2 fed hvidløg

salt efter smag

Skiver af grønne løg, nogle til pynt

Metode

Kom alle ingredienser i en skål og bland godt. Server nu.

God fornøjelse!

Syltede majs

Indhold

1 kop frosne majs

2 grønne løg, skåret i tynde skiver

1 spiseskefuld. Hakket grøn peber

1 blad salat, valgfrit

¼ kop mayonnaise

2 spsk. Citronsaft

etc. malet sennep

etc. Sukker

1 til 2 knivspidser friskkværnet peber

Metode

Bland mayonnaise med citronsaft, sennepspulver og sukker i en stor skål. Pisk godt indtil glat. Tilføj majs, grøn peber, løg til mayonnaise. Smag blandingen til med salt og peber. Dæk til og hvil i køleskabet natten over eller mindst 4-5 timer. Inden servering dækkes tallerkenen med salat og salaten lægges herpå.

God fornøjelse!

ærtesalat

Indhold

8 skiver bacon

1 pakke frosne ærter, optøet og afdryppet

½ kop hakket selleri

½ kop hakkede grønne løg

2/3 kop creme fraiche

1 kop hakkede cashewnødder

Peber og salt efter smag

Metode

Læg baconen i en stor gryde og steg over medium-medium-høj varme, indtil den er brunet på begge sider. Dræn overskydende olie med et køkkenrulle og smuldr baconen. Hold det til side. I en mellemstor skål kombineres selleri, ærter, spidskål og creme fraiche. Bland godt med en blid hånd. Tilsæt cashewnødder og bacon til salaten lige inden servering. Server nu.

God fornøjelse!

majroe salat

Indhold

¼ kop sød paprika, hakket

4 kopper revet skrællet majroe

¼ kop grønne løg

¼ kop mayonnaise

1 spiseskefuld. eddike

2 spsk. Sukker

etc. Peber

etc. Salt

Metode

Få en skål. Kombiner rød peber, løg og bland. Tag en anden skål til at forberede dressingen. Bland mayonnaise, eddike, sukker, salt og peber og pisk godt. Hæld blandingen over grøntsagerne og bland godt. Tag majroerne i en skål og tilsæt denne blanding til majroerne og bland godt. Stil grøntsagerne på køl natten over eller i flere timer. Flere marinader vil give mere smag. Server frisk.

God fornøjelse!

Æble og avocado salat

Indhold

1 flok unge skud

¼ kop rødløg, hakket

½ kop hakkede valnødder

1/3 kop smuldret blåskimmelost

2 spsk. citronskal

1 æble, skrællet, udkeret og skåret i skiver

1 avocado, skrællet, udstenet og hakket

4 mandariner, presset

½ citron, presset

1 fed hakket hvidløg

2 spsk. Olivenolie Salt

Metode

I en skål kombineres spirer, valnødder, rødløg, blåskimmelost og citronskal. Bland blandingen godt. Pisk kraftigt mandarinsaft, citronskal, citronsaft, hakket hvidløg, olivenolie. Smag blandingen til med salt. Hæld salaten over og rør rundt. Kom æble og avocado i skålen og vend salaten lige inden servering.

God fornøjelse!

Majssalat, bønner, løg

Indhold

1 dåse fuldkornsmajs, vasket og drænet

1 dåse vaskede og drænede ærter

1 dåse grønne bønner, drænet

1 krukke Pimientos, drænet

1 kop finthakket selleri

1 løg, finthakket

1 grøn peberfrugt, finthakket

1 glas sukker

½ kop æblecidereddike

½ kop rapsolie

1 C Salt

½ tsk. Peber

Metode

Tag en stor salatskål og bland løg, grøn peber, selleri. Hold det til side. Tag en gryde og hæld eddike, olie, sukker, salt og peber og bring det i kog. Fjern fra varmen og lad blandingen køle af. Dryp over grøntsagerne og vend godt rundt for at dække grøntsagerne jævnt. Stil på køl i flere timer eller natten over. Den serveres afkølet.

God fornøjelse!

Italiensk grøntsagssalat

Indhold

1 artiskokhjerte, drænet og delt i kvarte

5 kopper salat, skyllet, tørret og hakket

1 rød peberfrugt, skåret i strimler

1 gulerod 1 rødløg, skåret i tynde skiver

¼ kop sorte oliven

¼ kop grønne oliven

½ agurk

2 spsk. revet romano ost

1 C Hakket frisk timian

½ kop rapsolie

1/3 kop estragoneddike

1 spiseskefuld. hvidt sukker

½ tsk. tør sennep

2 fed hakket hvidløg

Metode

Få en mellemstor beholder med et lufttæt låg. Hæld rapsolie, eddike, tør sennep, sukker, timian og hvidløg i. Dæk skålen til og pisk kraftigt til en jævn blanding. Kom blandingen over i en skål og læg artiskokhjerterne indeni. Stil på køl og mariner natten over. Tag en stor skål og bland salat, gulerod, rød peber, rødløg, oliven, agurk og ost. Bland det forsigtigt. Tilsæt salt og peber efter smag. Bland med artiskokkerne. Lad det marinere i fire timer. Server frisk.

God fornøjelse!

Seafood Pasta Salat

Indhold

1 pakke tricolor pasta

3 stilke selleri

1 pund imiteret krabbekød

1 kop frosne grønne ærter

1 kop mayonnaise

½ spsk. hvidt sukker

2 spsk. Hvid eddike

3 spsk. Mælk

1 C salt

etc. kværnet sort peber

Metode

Kog saltet vand i en stor gryde, tilsæt pastaen og kog i 10 minutter. Når pastaen koger tilsættes de grønne ærter og krabbekød. Bland de øvrige nævnte ingredienser i en stor skål og lad det stå et stykke tid. Kombiner ærter, krabbekød og pasta. Server nu.

God fornøjelse!

Grillet grøntsagssalat

Indhold

1 pund friske asparges, trimmet

2 zucchini, halveret på langs og afpudset enderne

2 gule zucchini

1 stort rødløg i skiver

2 røde peberfrugter, halveret og kerner fjernet.

½ kop ekstra jomfru olivenolie

¼ kop rødvinseddike

1 spiseskefuld. Dijon sennep

1 fed hakket hvidløg

Salt og kværnet sort peber efter smag

Metode

Varm og grill grøntsagerne i 15 minutter, fjern derefter grøntsagerne fra grillen og skær dem i små stykker. Tilsæt de øvrige ingredienser og vend salaten sammen, så alle krydderierne er godt blandet. Server nu.

God fornøjelse!

Lækker sommermajssalat

Indhold

6 majskolber, afskallet og fuldstændig renset

3 store knuste tomater

1 stort hakket løg

¼ kop hakket frisk basilikum

¼ kop olivenolie

2 spsk. Hvid eddike

Salt og peber

Metode

Kom vand og salt i en stor gryde og bring det i kog. Kog majsen i dette kogende vand, og tilsæt derefter alle de anførte ingredienser. Rør blandingen godt og stil på køl. Server frisk.

God fornøjelse!!

Karamel sprød ærtesalat

Indhold

8 skiver bacon

1 pakke frosne tørrede ærter

½ kop hakket selleri

½ kop hakkede grønne løg

2/3 kop creme fraiche

1 kop hakkede cashewnødder

Salt og peber efter din smag

Metode

Steg baconen på en pande ved middel varme, indtil den er gyldenbrun. Bland alle andre ingredienser undtagen cashewnødder i en skål. Til sidst tilsættes bacon og cashewnødder til blandingen. Bland godt og server straks.

God fornøjelse!

Magisk salat med sorte bønner

Indhold

1 dåse sorte bønner, skyllet og afdryppet

2 kasser tørrede majskerner

8 hakkede grønne løg

2 jalapenopeberfrugter, frøet og hakket

1 hakket grøn peber

1 avocado skrællet, kernet og hakket.

1 krukke peber

3 tomater, udkernede og hakkede

1 kop hakket frisk koriander

saft af 1 citron

½ kop italiensk sauce

½ tsk. hvidløgssalt

Metode

Tag en stor skål og kom alle ingredienserne i den. Rør godt rundt, så de er godt blandet. Server nu.

God fornøjelse!

Lækker græsk salat

Indhold

3 store modne tomater, hakket

2 skrællede og hakkede agurker

1 lille rødløg hakket

¼ kop olivenolie

4 spsk. citronsaft

½ tsk. tørret timian

Peber og salt efter smag

1 kop smuldret fetaost

6 græske sorte oliven, udstenede og skåret i skiver

Metode

Tag en mellemstor skål og bland tomater, agurker og løg godt og lad blandingen sidde i fem minutter. Drys olie, citronsaft, timian, salt, peber, fetaost og oliven over blandingen. Bland og server med det samme.

God fornøjelse!!

Fantastisk thailandsk agurkesalat

Indhold

3 store skrællede agurker, der skal skæres i ¼-tommer skiver og kerner fjernes

1 spiseskefuld. salt

½ kop hvidt sukker

½ kop risvinseddike

2 hakkede jalapenopeberfrugter

¼ kop hakket koriander

½ kop hakkede jordnødder

Metode

Bland alle ingredienser i en stor røreskål og bland godt. Smag til og server koldt.

God fornøjelse!

Proteinrig tomatsalat med basilikum

Indhold

4 store modne tomater, skåret i skiver

1 pund skåret frisk mozzarellaost

1/3 kop frisk basilikum

3 spsk. ekstra jomfru oliven olie

Kvalitet havsalt

Friskkværnet sort peber

Metode

På en tallerken skiftes og overlappes tomat- og mozzarellaskiverne. Til sidst drysses lidt olivenolie, fint havsalt og sort peber ovenpå. Serveres koldt pyntet med basilikumblade.

God fornøjelse!

Hurtig agurke avocado salat

Indhold

2 mellemstore agurker i tern

2 avocado tern

4 spsk. hakket frisk koriander

1 fed hakket hvidløg

2 spsk. hakket grønt løg

etc. salt

Sort peber

¼ stor citron

1 lime

Metode

Bland agurker, avocado og koriander godt sammen. Til sidst tilsættes peber, citron, lime, løg og hvidløg. Bland det godt. Server nu.

God fornøjelse!

Lækker tomatsalat med orzo og fetaost

Indhold

1 kop ukogt orzo pasta

¼ kop udstenede grønne oliven

1 kop hakket hvid ost

3 spsk. Hakket frisk Presley

1 hakket moden tomat

¼ kop ekstra jomfru olivenolie

¼ kop citronsaft

Salt og peber

Metode

Kog orzoen efter producentens anvisninger. Tag en skål og bland orzo, oliven, persille, dild og tomat godt. Til sidst tilsættes salt og peber og hvidosten tilsættes ovenpå. Server nu.

God fornøjelse!

Engelsk agurk- og tomatsalat

Indhold

8 roma- eller blommetomater

1 engelsk agurk, skrællet og skåret i tern

1 kop jicama, skrællet og finthakket

1 lille gul peberfrugt

½ kop rødløg, hakket

3 spsk. Citronsaft

3 spsk. ekstra jomfru oliven olie

1 spiseskefuld. tørret persille

1-2 knivspids peber

Metode

Kom tomater, peberfrugt, agurk, jicama og rødløg i en skål. Bland det godt.

Hæld olivenolie, citronsaft i og overtræk blandingen. Drys med persille og

bland. Smag til med salt og peber. Server straks eller afkølet.

God fornøjelse!

bedstemors aubergine salat

Indhold

1 aubergine

4 tomater, hakkede

3 æg, kogt, skåret i tern

1 løg, finthakket

½ kop fransk sauce

½ tsk. Peber

Salt, til krydderier, valgfrit

Metode

Vask auberginen og halver den på langs. Tag en bageplade og smør den med olivenolie. Læg de udskårne auberginer på et smurt gratineret fad. Bages ved 350 grader F i 30-40 minutter. Tag den ud og lad den køle af. Skræl auberginen. Skær dem i små tern. Tag en stor skål og overfør auberginerne til den. Tilsæt løg, tomat, æg, sauce, peber og salt. Bland det godt. Frys i mindst 1 time i køleskabet og server.

God fornøjelse!

Gulerod, bacon og broccolisalat

Indhold

2 hoveder frisk broccoli, hakket

½ kilo bacon

1 bundt grønne løg, hakket

½ kop revet gulerødder

½ kop rosiner, valgfrit

1 kop mayonnaise

½ kop destilleret hvid eddike

1-2 knivspids peber

salt efter smag

Metode

Steg baconen i en stor, dyb stegegryde ved medium-høj varme, indtil den er gyldenbrun. Si og riv. Kom broccoli, spidskål, gulerødder og bacon i en stor skål. Tilsæt salt og peber. Bland det godt. Tag en lille skål eller skål og kom mayonnaise og eddike og pisk. Overfør dressingen til grøntsagsblandingen. Overtræk forsigtigt grøntsagerne med hænderne. Stil på køl i mindst 1 time og server.

God fornøjelse!

Agurk og tomatsalat med creme fraiche

Indhold

3-4 agurker, skrællet og skåret i skiver

2 salatblade, til pynt, evt

5-7 skiver tomat,

1 løg, skåret i tynde ringe

1 spiseskefuld. Hakket purløg

½ kop creme fraiche

2 spsk. Hvid eddike

½ tsk. dild frø

etc. Peber

en knivspids sukker

1 C Salt

Metode

Kom agurkeskiverne i en skål og drys med salt. Lad det marinere i køleskabet i 3-4 timer. Fjern og vask agurken. Dræn al væsken og kom over i en stor salatskål. Tilsæt løget og sæt til side. Tag en lille skål og bland eddike, creme fraiche, purløg, dildfrø, peber og sukker. Pisk blandingen og hæld over agurkeblandingen. Bland det forsigtigt. Arranger tallerkenen pænt med salat og tomater. Server nu.

God fornøjelse!

tomat tortellini salat

Indhold

1 pund regnbue tortellini pasta

3 blommetomater, halveret

3 ounces fast salami, hakket

2/3 kop skåret selleri

¼ kop skiver sorte oliven

½ kop rød peberfrugt

1 spiseskefuld. Rødløg, hakket

1 spiseskefuld. tomatpuré

1 fed hakket hvidløg

3 spsk. rødvinseddike

3 spsk. balsamicoeddike

2 spsk. Dijon sennep

1 C Honning

1/3 kop olivenolie

1/3 kop vegetabilsk olie

½ kop revet provolone ost

¼ kop hakket frisk persille

1 C hakket frisk rosmarin

1 spiseskefuld. Citronsaft

Peber og salt efter smag

Metode

Kog pastaen efter anvisningen på pakken. Hæld koldt vand og afdryp. Hold det til side. Brug en slagtekylling til at grille tomaterne, indtil skindet er delvist mørkt. Kom nu tomaten i blenderen. Tilsæt tomatpure, eddike, hvidløg, honning og sennep og bland igen. Tilsæt gradvist olivenolie og vegetabilsk olie og bland indtil glat. Tilsæt salt og peber. Bland pastaen med alle grøntsager, krydderurter, salami og citronsaft i en skål. Hæld vinaigretten i og bland godt. At tjene.

God fornøjelse!

Broccoli og bacon i mayonnaise vinaigrette

Indhold

1 bundt broccoli, delt i buketter

½ lille rødløg, finthakket

1 kop revet mozzarellaost

8 skiver bacon, kogt og smuldret

½ kop mayonnaise

1 spiseskefuld. hvidvinseddike

¼ kop) sukker

Metode

Læg broccoli, kogt bacon, løg og ost i en stor skål. Bland med en blid hånd. Dæk til og sæt til side. Bland mayonnaise, eddike og sukker i en lille skål. Pisk konstant, indtil sukkeret er opløst og en jævn blanding dannes. Hæld saucen over broccoliblandingen og fordel den jævnt. Server nu.

God fornøjelse!

Kyllingesalat med agurkecreme

Indhold

2 dåser kyllingestykker, afdryppet

1 kop grønne druer uden kerner, halveret

½ kop hakkede valnødder eller mandler

½ kop hakket selleri

1 dåse mandariner, drænet

¾ kop cremet agurkesalatdressing

Metode

Tag en bred, dyb salatskål. Overfør kylling, selleri, druer, appelsiner og pekannødder eller mandler efter ønske. Bland det forsigtigt. Tilsæt agurkeeddike. Bland kylling og grøntsagsblandingen jævnt med flødesovsen. Server nu.

God fornøjelse!

Grøntsager med peberrodsvinaigrette

Indhold

¾ kop blomkålsbuketter

agurke glas

¼ kop tomater med frø i tern

2 spsk. skåret radise

1 spiseskefuld. Hakket grønt løg

2 spsk. hakket selleri

¼ kop amerikansk ost, skåret i tern

Til toget:

2 spsk. mayonnaise

1-2 spsk. Sukker

1 spiseskefuld. klar peberrod

1/8 tsk peber

etc. Salt

Metode

Kombiner blomkål, agurk, tomater, selleri, radiser, spidskål og ost i en stor skål. Hold det til side. Få en lille skål. Rør mayonnaise, sukker, peberrod, indtil sukkeret er opløst, og du har en jævn blanding. Hæld saucen over grøntsagerne og bland godt. Stil på køl i 1-2 timer. Server frisk.

God fornøjelse!

Søde ærter og pastasalat

Indhold

1 kop pasta

2 kopper frosne grønne ærter

3 æg

3 grønne løg, hakket

2 selleristængler, hakket

¼ kop ranchdressing

1 C Hvidt sukker

2 spsk. hvidvinseddike

2 søde pickles

1 kop revet cheddarost

¼ friskkværnet sort peber

Metode

Kog pastaen i kogende vand. Tilsæt en knivspids salt til det. Når du er færdig, skyl med koldt vand og afdryp. Tag en gryde og fyld den med koldt vand. Tilsæt æggene og kog op. Fjern fra varmen og dæk. Læg æggene i blød i varmt vand i 10-15 minutter. Fjern æggene fra det varme vand og lad dem køle af. Skræl og hak skindet. Tag en lille skål og kom saucen, eddike og sukker sammen. Pisk godt og smag til med salt og friskkværnet sort peber. Bland pasta, æg, grøntsager og ost. Hæld dressingen og bland. Server frisk.

God fornøjelse!

Farverig pebersalat

Indhold

1 grøn peberfrugt, finthakket

1 sød gul peberfrugt, finthakket

1 sød rød peberfrugt, finthakket

1 lilla peberfrugt, finthakket

1 rødløg, finthakket

1/3 kop eddike

¼ kop rapsolie

1 spiseskefuld. Sukker

1 spiseskefuld. Hakket frisk basilikum

etc. Salt

en knivspids peber

Metode

Tag en stor skål og kom alle peberfrugterne sammen og bland godt. Tilsæt løget og bland igen. Tag en anden skål og kom de resterende ingredienser sammen og pisk blandingen kraftigt. Hæld saucen over peber- og løgblandingen. Bland godt for at dække grøntsagerne. Dæk blandingen til og lad den stå i køleskabet natten over. Server frisk.

God fornøjelse!

Kyllingesalat med ost, tørrede tomater og pinjekerner

Indhold

1 brød italiensk brød, skåret i tern

8 grillede kyllingestrimler

½ kop jordnødder

1 kop soltørrede tomater

4 grønne løg skåret i 1/2-tommers stykker

2 pakker blandet grøn salat

3 spsk. ekstra jomfru oliven olie

½ tsk. Salt

½ tsk. friskkværnet sort peber

1 C hvidløgspulver

8 ounce fetaost, smuldret

1 kop balsamicoeddike

Metode

Bland italiensk brød og olivenolie. Smag til med salt, hvidløgspulver og salt. Hæld blandingen i et enkelt lag på en smurt 9x13-tommer bageplade. Placer på den forvarmede grill og grill indtil brunet og forkullet. Tag den ud og lad den køle af. Stil pinjekernerne på en bageplade og læg dem på den nederste rille af slagtekyllingen og rist dem godt. Tag varmt vand i en lille skål og læg de soltørrede tomater i blød, indtil de er bløde. Skær tomaterne i skiver. Kombiner alle grønne grøntsager i en salatskål; Tilsæt tomater, pinjekerner, croutoner, grillet kylling, sauce og ost. Bland det godt. At tjene.

God fornøjelse!

Mozzarella og tomatsalat

Indhold

¼ kop rødvinseddike

1 fed hakket hvidløg

2/3 kop olivenolie

1 pint cherrytomater, halveret

1 ½ kopper fedtfri mozzarellaost i tern

¼ kop hakkede løg

3 spsk. Hakket frisk basilikum

peber efter din smag

½ tsk. Salt

Metode

Få en lille skål. Tilsæt eddike, hakket hvidløg, salt og peber og rør, indtil saltet er opløst. Tilsæt olien og pisk blandingen, til den er jævn. Tilsæt tomater, ost, løg, basilikum til en stor skål og bland med en delikat hånd. Tilsæt dressing og bland godt. Dæk beholderen til og lad den stå i køleskabet i 1-2 timer. Bland det af og til. Server frisk.

God fornøjelse!

Krydret zucchinisalat

Indhold

1½ spsk. sesamkorn

¼ kop hønsefond

3 spsk. misopasta

2 spsk. soya sovs

1 spiseskefuld. riseddike

1 spiseskefuld. Limesaft

½ tsk. Thai chilisauce

2 spsk. brunt sukker

½ kop hakkede grønne løg

¼ kop hakket koriander

6 zucchini, revet

2 plader Nori, skåret i tynde skiver

2 spsk. flagede mandler

Metode

Kom sesamfrøene i en gryde og sæt på medium varme. Kog i 5 minutter. Rør konstant. Grill let. Kom kyllingefond, sojasauce, misopasta, riseddike, citronsaft, brun farin, chilisauce, spidskål og koriander i en skål og pisk. Smid i en stor salatskål for at dække zucchinien og dressingen jævnt. Pynt squashen med ristede sesamfrø, mandler og nori. Server nu.

God fornøjelse!

Tomat og asparges salat

Indhold

1 pund friske asparges, skåret i 1-tommers stykker

4 tomater i kvarte

3 kopper friske svampe, skåret i skiver

1 grøn peberfrugt, finthakket

¼ kop vegetabilsk olie

2 spsk. æble cider eddike

1 fed hakket hvidløg

1 C tørret estragon

etc. Bitter sauce

etc. Salt

etc. Peber

Metode

Tag en lille mængde vand i en gryde og kog aspargesene i cirka 4 til 5 minutter, indtil de er sprøde og møre. Si og hold til side. Bland svampe med tomater og grøn peber i en stor salatskål. Bland de resterende ingredienser i en anden skål. Kassér grøntsagsblandingen med dressingen. Bland godt, dæk til og stil på køl i 2-3 timer. At tjene.

God fornøjelse!

Agurkesalat med mynte, løg og tomater

Indhold

2 agurker, halveret på langs, kerner fjernet og skåret i skiver

2/3 kop grofthakket rødløg

3 tomater, kerner fjernet og hakket groft

½ kop hakkede friske mynteblade

1/3 kop rødvinseddike

1 spiseskefuld. kaloriefri granuleret sødestof

1 C Salt

3 spsk. olivenolie

en knivspids peber

salt efter smag

Metode

Kombiner agurk, granuleret sødemiddel, eddike og salt i en stor skål. Lad det blive vådt. Den skal stå ved stuetemperatur i mindst 1 time for at marinere. Rør i blandingen af og til. Læg tomater, løg, hakket frisk mynte i det. Bland det godt. Tilsæt olien til agurkeblandingen. Kast for at belægge jævnt. Tilsæt salt og peber efter din smag. Server frisk.

God fornøjelse!

Adas salater

(tyrkisk linsesalat)

Indhold:

2 kopper linser, rensede

4 glas vand

¼ kop olivenolie

1 løg, skåret i skiver

2-3 fed hvidløg, skåret i skiver

2 spsk. spidskommen pulver

1-2 citroner, kun juice

1 bundt persille, skåret i skiver

Øg salt og smag til

2 tomater i kvarte (valgfrit)

2 æg, hårdkogte og i kvarte (valgfrit)

valgfri sorte oliven

¼ kop mælk Fetaost, valgfri, smuldret eller skåret i skiver

Metode

Kom bønner og vand i en stor gryde og bring det i kog ved middelhøj varme. Sænk varmen, stabiliser og kog til den er klar. Må ikke overkoges. Si og vask i koldt vand. Varm olivenolien op i en sauterpande ved middel varme. Tilsæt rødløget og svits det til det er gennemsigtigt. Tilsæt hvidløg og spidskommen og svits i 1 eller 2 minutter mere. Kom bønnerne i en stor tallerken og tilsæt rødløg, tomater og æg. Rør citronsaft, persille, boost og salt i. Drys ost på toppen og server, når den er afkølet.

God fornøjelse!

Ayvar

Indhold:

3 mellemstore auberginer, halveret på langs

6-8 røde peberfrugter

½ kop olivenolie

3 spsk. Frisk, ren eddike eller appelsinjuice

2-3 fed hvidløg, skåret i skiver

Øg salt og smag til

Metode

Forvarm ovnen til 475 grader F. Læg aubergine med skæresiden nedad på en omhyggeligt smurt bageplade og bag i cirka 20 minutter, indtil stilene er forkullet og auberginen er klar. Fjern til en stor tallerken og dæk med damp i et par minutter. Læg peberfrugterne på bagepladen og kog, vend, indtil skindet er brunet og peberfrugterne møre, cirka 20 minutter mere. Overfør til en anden tallerken og dæk med damp i et par minutter. Når de rene grøntsager er afkølet, skal du fjerne auberginemassen i en stor tallerken eller blender og kassere de resterende stykker. Skær peberfrugterne og tilsæt dem til auberginerne. Brug en kartoffelmoser til at mos auberginerne og peberfrugterne, indtil de er glatte, men stadig en smule groft. Hvis du bruger en mixer, skal du i stedet piske kombinationen til den ønskede konsistens.

God fornøjelse!

bakdoonsiyyeh

Indhold:

2 bundter italiensk persille, skåret i skiver

½ kop tahin

¼ kop citronsaft

salt efter smag

Det her

Metode

I en røreskål piskes tahin, frisk appelsinjuice og salt, indtil det er glat. Tilføj en spiseskefuld. eller vand efter behov for at lave en tæt dressing. Krydr som du ønsker. Tilsæt den skivede persille og bland. Server nu.

God fornøjelse!

Hvorfor Rellena

Indhold:

2 pund gylden gul selleri fra Yukon

½ kop olie

¼ kop frisk, ren citron- eller appelsinjuice

2-3 chile amarillos, valgfrit

Øg salt og smag til

2 kopper fyld

2-3 kogte æg, skåret i skiver

6-8 udstenede sorte oliven

Metode:

Kom sellerien i en stor gryde med saltet vand. Bring i kog og kog sellerien, indtil den er blød og klar. Læg det til side. Før sellerien gennem en kartoffelmoser eller mos med en kartoffelmoser, indtil den er glat. Rør olie i, øg (hvis relevant), mineralcalcium eller frisk fyldt appelsinjuice og salt efter smag. Stil en lasagnefad op. Fordel 50 % selleri på bunden af tallerkenen og glat det ud. Fordel dit yndlingsfyld på sellerien på samme måde. Fordel den resterende selleri på morteren på samme måde. Vend en offerplade over årsagspladen. Vend tallerken og tallerken på hovedet med begge hænder, lad årsagen falde ned på tallerkenen. Pynt med kogt æg og oliven og krydderier, hvis det ønskes. Skær i sektioner og giv.

God fornøjelse!

curtido

Indhold:

½ kålhoved

1 gulerod, skrællet og revet

1 kop bønner

4 kopper kogende vand

3 hakkede grønne løg

½ kop hvid æblecidereddike

½ kop vand

1 jalapeno eller serrano pebertilskud

½ tsk. Salt

Metode

Læg grøntsager og bønner i en stor varmefast skål. Tilsæt det sydende vand til gryden for at dække grøntsagerne og bønnerne og lad det sidde i cirka 5 minutter. Dræn så meget væske som muligt i et dørslag. Kom grøntsagerne og bønnerne tilbage på tallerkenen og bland med de resterende ingredienser. Lad den hvile et par timer i køleskabet. Server frisk.

God fornøjelse!

gado gado

Indhold

1 kop grønne bønner, kogt

2 gulerødder, skrællet og skåret i skiver

1 kop grønne bønner, skåret i 2-tommers størrelser, dampet

2 kartofler, skrællet, kogt og skåret i skiver

2 kopper salat

1 agurk, skrællet, skåret i skiver

2-3 tomater i kvarte

2-3 kogte æg i kvarte

10-12 Krupuk, rejekiks

jordnøddesauce

Metode

Bland alle ingredienser undtagen salat og bland godt. Anret salaten på en salatbund.

God fornøjelse!

Hobak Namul

Indhold

3 Hobak eller græskarpuré, skåret i halvmåner

2-3 fed hvidløg, hakket

1 C Sukker

Salt

3 spsk. sojasylte

2 spsk. Ristet sesamolie

Metode

Bring en gryde med vand til at dampe over medium-høj varme. Tilsæt knust og kog i cirka 1 minut. Si og vask i koldt vand. Udledning igen. Bland alle ingredienser og bland godt. Serveres varm med et udvalg af japansk tilbehør og en hovedret.

God fornøjelse!

Salat Salat

Indhold

3-4 tomater, udkernede og hakkede

1 agurk, skrællet, udkernet og hakket

1 rødløg, skåret i skiver

½ kop Kalamata oliven

½ kop fetaost, hakket eller smuldret

½ kop olivenolie

¼ kop æblecidereddike

1-2 fed hvidløg, hakket

1 C Timian

Salt og krydderier efter smag

Metode

Kombiner friske grøntsager, oliven og mejeriprodukter i en stor ikke-reaktiv skål. Bland på en anden tallerken olivenolie, æblecidereddike, fed hvidløg, oregano, smag til og tilsæt salt. Hæld salaten på tallerkenen med de friske grøntsager og vend. Mariner i en halv time og server varm.

God fornøjelse!

Kartoffelsalat

(tysk sød kartoffelsalat)

Indhold

2 kilo æbler

¾ kop varmt kød eller kyllingesuppe

1 løg, hakket

1/3 kop olie

et glas eddike

2 spsk. Brun eller dijonsennep

1 spiseskefuld. Sukker

Salt og krydderier efter smag

1-2 spsk. Purløg eller persille, hakket, valgfrit

Metode

Kom æblerne i en stor gryde og tilsæt nok vand til at dække dem med en tomme eller to. Sæt på mellemhøj varme og bring det i kog. Skru ned for varmen til et minimum, og fortsæt med at dampe, indtil æblerne er gennemstegte, og en kniv nemt kan gennembore dem. Si og opbevar køligt. Skær æblerne i fire. Bland alle ingredienserne sammen og bland godt. Juster smagen af maden for den bedste smag og server varm ved 70 grader.

God fornøjelse!

Kvashenaya Kapusta provencalsk

Indhold

2 pund surkål

1 æble, udkernet og hakket

1-2 gulerødder, skrællet og revet

4-6 grønne løg, hakket

1-2 spsk. Sukker

½ kop olivenolie

Metode

Tilsæt alle ingredienser til en stor skål og bland godt. Tilpas krydderiet efter din smag og server koldt.

God fornøjelse!

Waldorf kyllingesalat

Indhold:

Salt og peber

4,6 til 8 ounce udbenet, skindfri kyllingebryst, ikke mere end 1 tomme brede, tunge, trimmede

½ kop mayonnaise

2 spsk. citronsaft

1 C dijonsennep

½ tsk. malede fennikelfrø

2 selleri ribben, hakket

1 skalotteløg, hakket

1 Granny Smith skrællet, udkernet, halveret og skåret i ¼-tommers stykker

1/2 kop valnødder, hakket

1 spiseskefuld. frisk estragon i skiver

1 C skåret frisk timian

Metode

Opløs 2 spsk. salt i 6 glas koldt vand i en gryde. Dyp fjerkræet i vand. Varm gryden op over varmt vand til 170 grader Celsius. Sluk for varmen og lad det sidde i 15 minutter. Læg fjerkræet tilbage på en tallerken foret med køkkenrulle. Stil på køl i cirka en halv time, indtil fjerkræet er koldt. Mens fjerkræet afkøles, rør mayonnaise, citronsaft, sennep, stødt fennikel og ¼ tsk. booster sammen på en stor tallerken. Tør fjerkræet med svampe og skær det i ½-tommers stykker. Kom fjerkræet tilbage på tallerkenen med mayonnaiseblandingen. Tilsæt havregryn, skalotteløg, æblejuice, valnødder, estragon og timian; rør for at blande. Sød med støtte og tilsæt salt efter smag. At tjene.

God fornøjelse!

Linsesalat med oliven, fremragende og fetaost

Indhold:

1 kop bønner, drænet og skyllet

Salt og peber

6 glas vand

2 kopper lav-natrium kylling bouillon

5 fed hvidløg, knust let og pillet

1 laurbærblad

5 spsk. ekstra jomfru oliven olie

3 spsk. hvidvinseddike

½ kop Kalamata-oliven i grove skiver

½ kop frisk gode resultater, hakket

1 stor skalotteløg, hakket

¼ kop smuldret fetaost

Metode

Udblød bønnerne i 4 kopper varmt vand med 1 spsk. salt indeni. Filtrer godt. Kom bønner, resterende vand, bouillon, hvidløg, laurbærblad og salt i en gryde og kog indtil bønnerne er møre. Dræn og kassér hvidløg og laurbærblade. I en skål blandes med andre ingredienser og blandes godt. Serveres pyntet med lidt ost.

God fornøjelse!

Thai grillet oksekød salat

Indhold:

1 C rød peber

1 C varm peber

1 spiseskefuld. hvide ris

3 spsk. calcium mineralvand, 2 citroner

2 spsk. fiskesovs

2 spsk. Det her

½ tsk. Sukker

1,1 ½ pund sidemel, hakket

Øg salt og hvidt, groft malet

4 skalotteløg, skåret i tynde skiver

1 ½ kop friske, revne flotte resultater

1½ dl friske korianderblade

1 thai peber, stilke fjernet og fint skåret

1 engelsk agurk uden frø, skåret 1/4 tomme bred

Metode

Steg tilbehøret ved høj varme, indtil det er blødt. Sæt til side for at hvile. Skær i mundrette stykker. I en skål kombineres alle ingredienser og blandes godt, indtil de er kombineret. Server nu.

God fornøjelse!

Amerikansk salat

Indhold

1 lille rødkål, hakket

1 stor gulerod, revet

1 æble, udkernet og hakket

Mindst 50% citronsaft

25 hvide druer uden kerner, skåret i skiver

1/2 kop valnødder, hakket

3/4 kop rosiner, gyldne rosiner ser bedst ud, men jeg foretrækker almindelige rosiner for smagen

1/2 hvidløg, hakket

4 spsk. mayonnaise

Metode

Tilføj alle varerne til et stort fad i den angivne rækkefølge. Efter tilsætning af citronsaft til alle ingredienserne, bland godt.

God fornøjelse!

www.ingramcontent.com/pod-product-compliance
Lightning Source LLC
Chambersburg PA
CBHW070418120526
44590CB00014B/1443